BEI GRIN MACHT SICH IHR WISSEN BEZAHLT

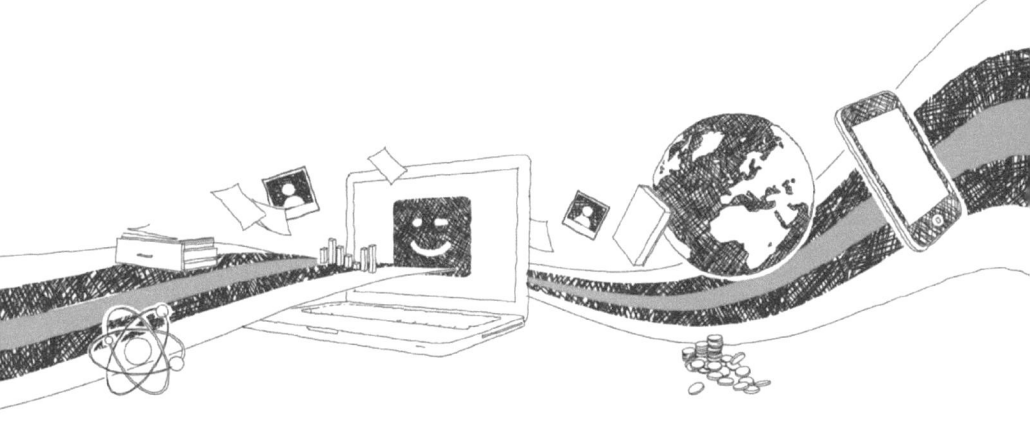

- Wir veröffentlichen Ihre Hausarbeit,
  Bachelor- und Masterarbeit

- Ihr eigenes eBook und Buch -
  weltweit in allen wichtigen Shops

- Verdienen Sie an jedem Verkauf

Jetzt bei www.GRIN.com hochladen und kostenlos publizieren

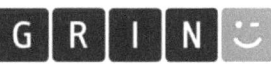

Simon Rohlfs

Angst vorm Alter(n)?

Die Absicherung der Pflegebedürftigkeit in Deutschland

GRIN Verlag

Bibliografische Information der Deutschen Nationalbibliothek:

Die Deutsche Bibliothek verzeichnet diese Publikation in der Deutschen National-
bibliografie; detaillierte bibliografische Daten sind im Internet über http://dnb.d-
nb.de/ abrufbar.

Dieses Werk sowie alle darin enthaltenen einzelnen Beiträge und Abbildungen
sind urheberrechtlich geschützt. Jede Verwertung, die nicht ausdrücklich vom
Urheberrechtsschutz zugelassen ist, bedarf der vorherigen Zustimmung des Verla-
ges. Das gilt insbesondere für Vervielfältigungen, Bearbeitungen, Übersetzungen,
Mikroverfilmungen, Auswertungen durch Datenbanken und für die Einspeicherung
und Verarbeitung in elektronische Systeme. Alle Rechte, auch die des auszugsweisen
Nachdrucks, der fotomechanischen Wiedergabe (einschließlich Mikrokopie) sowie
der Auswertung durch Datenbanken oder ähnliche Einrichtungen, vorbehalten.

Impressum:

Copyright © 2006 GRIN Verlag GmbH
Druck und Bindung: Books on Demand GmbH, Norderstedt Germany
ISBN: 978-3-640-34454-3

Dieses Buch bei GRIN:

http://www.grin.com/de/e-book/127930/angst-vorm-alter-n

GRIN - Your knowledge has value

Der GRIN Verlag publiziert seit 1998 wissenschaftliche Arbeiten von Studenten, Hochschullehrern und anderen Akademikern als eBook und gedrucktes Buch. Die Verlagswebsite www.grin.com ist die ideale Plattform zur Veröffentlichung von Hausarbeiten, Abschlussarbeiten, wissenschaftlichen Aufsätzen, Dissertationen und Fachbüchern.

Besuchen Sie uns im Internet:

http://www.grin.com/

http://www.facebook.com/grincom

http://www.twitter.com/grin_com

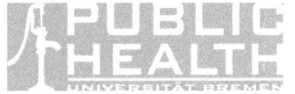

Angst vorm Alter(n)?

Die Absicherung der
Pflegebedürftigkeit
in Deutschland

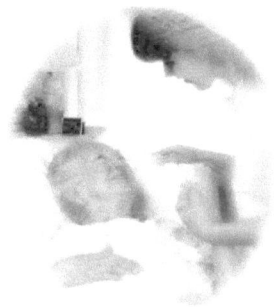

Hausarbeit
in der Vorlesung zu "System und Recht der gesundheitlichen
Sicherung"

Verfasser: Rohlfs, Simon
Tag der Abgabe: 14.10.2006

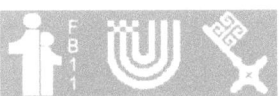

Inhaltsverzeichnis

Angst vorm Alter(n)?

- Die Absicherung der Pflegebedürftigkeit in Deutschland -

Einleitung

Im Studentenalter scheint der Umgang mit Pflegebedürftigkeit so unrealistisch, der Gedanke an ein unselbstständiges Leben um Welten entfernt. Das Leben wird in vollen Zügen genossen, obwohl Pflegebedürftigkeit jeden treffen kann. Zu jeder Zeit. Um mir ein Bild machen zu können, befasste ich mich mit Betroffenen, mit alten Menschen, die nicht mehr so können wie sie wollen und sich dies eingestehen mussten. So haben mich mehrere kurze Interviews an die Ausarbeitung zu diesem heiklen Thema geführt.

Durch die mannigfaltigen Schilderungen bekam ich nun auch ein Gefühl dafür, dass das nun gut 10-jährige Pflegeversicherungsgesetz in manchen elementaren Belangen ohne wenn und aber als „Problemkind" einzustufen ist, Probleme, die es zu lokalisieren und anzusprechen gilt.

Der erste Part dieser Hausarbeit ist daher als Einführung zu verstehen, die die Idee hinter dem Pflegeversicherungsgesetz, dessen Inhalt und Ziele zu veranschaulichen versucht.

Im weiteren Verlauf werde ich kurz mit Prävalenzen arbeiten, um die Allgegenwärtigkeit von Pflegebedürftigkeit zu verdeutlichen.

Da ein nüchternes Beschreiben des Status Quo wenig wissenschaftlich wäre, sollen im dritten Part schliesslich besagte Probleme erschlossen werden, die sich bei der Betrachtung einzelner Paragraphen ergeben - sozusagen möchte ich den „Teufel im Detail" suchen und finden.

Erster Teil

1. Die Pflegeversicherung
- Sozialgesetzbuch, Elftes Buch (SGB XI) -

1.1 Ein ‚Grundriss' der Pflegeversicherung

Seit 1995 gibt es die vom damaligen Sozialminister Norbert Blüm ins Leben gerufene Pflegeversicherung.

Sie war eine längst geforderte Reaktion auf die Tatsache, dass infolge des Wandels von traditionellen, familienorientierten Lebensgemeinschaften bzw. -Formen hin zum Einpersonenhaushalt und der damit wegfallenden Bereitschaft und Möglichkeit zur Versorgung durch Angehörige innerhalb der Familie, alte Menschen im Falle einer Pflegebedürftigkeit zunehmend auf Hilfe von aussen angewiesen waren. Da eigene Mittel (Rente, etwaige Rücklagen) zumeist nicht oder nicht dauerhaft ausreichten, war bis zur Erschaffung der Pflegeversicherung die Inanspruchnahme von Sozialhilfe oft die logische Konsequenz auf den Gang ins Pflege- bzw. Altenheim.

Vor allem die Kommunen, die Leistungsträger der Sozialhilfe, forderten vom Bund massiv Entlastung[1].

Die Pflegeversicherung wird als die „fünfte Säule" der Sozialversicherung bezeichnet (neben der Renten-, Kranken-, Unfall- und Arbeitslosenversicherung) und ist eine soziale Pflichtversicherung, die durch Beiträge zur (gesetzlichen) Krankenversicherung getragen wird. Jeder Krankenkasse ist eine Pflegekasse angegliedert, die autonom arbeitet und durch die jeweilige Krankenkasse verwaltet wird.

Pflegepflichtversichert ist, wer regelmäßig Beiträge in eine gesetzliche oder private Krankenversicherung einzahlt. Das gilt auch für diejenigen, die im Augenblick noch keinen Anspruch auf Pflegeleistungen haben; Kinder sind bis zu ihrem 18. Lebensjahr bei ihren Eltern mitversichert.

---

[1] Noch 1994 flossen 130 Mio. Euro in ambulante Pflege, wohlgemerkt zu Lasten der Sozialhilfe/Kommunen (dazu Kosten für Heimstationäre Versorgung!). (Daten-)Quelle: Schmacke, 2005

1.2 Ziele der Pflegeversicherung

Einige ausgewählte Paragrafen aus dem PflVG seien hier speziell erwähnt, um die Ziele der Pflegeversicherung zu veranschaulichen.

§ 1 Abs. 4 definiert die Aufgabe der Pflegeversicherung, die darin besteht, Pflegebedürftigen solidarische Unterstützung zu gewähren, also das Risiko der Pflegebedürftigkeit abzusichern.

Das **Leben in Selbstbestimmung** - trotz Behinderung und Krankheit – wird in *§ 2 Abs. 2* betont. So können Pflegebedürftige „[…] zwischen Einrichtungen und Diensten verschiedener Träger wählen […]". Den Wünschen der Pflegebedürftigen soll hierbei - „soweit angemessen" - entsprochen werden.

Der **Vorrang der häuslichen Pflege** ist ein weiterer Grundgedanke (§ 3). „Möglichst lange" sollen Pflegebedürftige ein **Leben in gewohnter Umgebung** und dem familiären Umfeld führen können (, i.e. Entscheidung für eine pflegerische Unterstützung zu Hause). Folglich sind auch Leistungen teilstationärer Pflege und der Kurzzeitpflege der vollstationären Pflege vorzuziehen.

Eigenverantwortung des Versicherungsnehmers, wie sie in § 6, Erwähnung findet, soll „[…] dazu beitragen, **Pflegebedürftigkeit** zu **vermeiden.**" Eine „[…] frühzeitige Beteiligung an Vorsorgemaßnahmen und […] aktive Mitwirkung an Krankenbehandlung und medizinischer Rehabilitation" sind im Begriff der Eigenverantwortung enthalten.

Weitere Ziele der Pflegeversicherung sind u.a.:

* Die Inanspruchnahme von Haushaltshilfe
* Die Festschreibung gesundheitserhaltender Maßnahmen, auch im Alter
* Die gemeinsame Verantwortungsnahme der Bevölkerung, Länder, Kommunen, ambulanten Dienste, stationären Einrichtungen und Pflegekassen
* Die organisatorische Vernetzung beteiligter Einrichtungen und Pflegekassen
* Die Entwicklung neuer Pflegekonzepte (vgl. Bähr, 1999)

1.3 Pflegebedürftigkeit nach dem PflVG

§ 14 des Pflegeversicherungsgesetzes (PflVG) definiert den Begriff der Pflegebedürftigkeit im Sinne des Gesetzes. Eine Person ist demnach als pflegebedürftig einzustufen, wenn sie aufgrund ihrer körperlichen, geistigen und/oder seelischen Krankheit oder Behinderung für ihre täglichen und regelmäßig wiederkehrenden Verrichtungen auf Dauer, mindestens aber für 6 Monate, pflegerische Hilfe und Unterstützung benötigt.

Dies gilt für folgende Behinderungen und Krankheiten:

- Verlust, Lähmungen oder andere Störungen von Körperfunktionen,
- Beeinträchtigungen der inneren Organe oder der Sinnesfunktionen,
- Störungen des zentralen Nervensystems,
- Neurosen, Psychosen und geistige Behinderungen

Das PflVG legt zudem fest, dass unter "gewöhnlichen und regelmäßig wiederkehrenden Verrichtungen des täglichen Lebens" die Bereiche *Körperpflege*, *Ernährung*, *Mobilität* und *hauswirtschaftliche Versorgung* zu verstehen sind.

Neben der reinen Feststellung, ob eine Person pflegebedürftig ist, regelt das PflVG auch, dass die *Intensität* der Pflegebedürftigkeit an der Frequenz der benötigten Hilfe zu messen ist.

1.4 Die drei Stufen der Pflegebedürftigkeit – Einstufungskriterien und Leistungen der Pflegeversicherung

Je nach Schweregrad der Pflegebedürftigkeit und dem dadurch bedingten Umfang des Hilfebedarfs werden drei Stufen unterschieden, nach denen die Höhe der zustehenden Leistung der Pflegekasse gestaffelt ist.

Eine ausführliche tabellarische Übersicht hierzu kann dem Anhang entnommen werden (Anhang: Tabelle 1).

Zweiter Teil

2. Risiko und Prävalenz der Pflegebedürftigkeit

2.1 Prävalenz der BRD

Das Risiko einer Pflegebedürftigkeit ist bis ins mittlere Lebensalter konstant niedrig und nimmt erst mit zunehmendem Alter signifikante Ausmaße an.

- Rund 0,6 % vor dem 60. Lebensjahr
- Rund 3,9 % zwischen dem 60. und 80. Lebensjahr
- Rund 31,8 % nach dem 80. Lebensjahr

Ab dem 60. Lebensjahr etwa sind akut oder chronisch auftretende Erkrankungen mit einem Teilverlust der Gehirnfunktionen der häufigste Grund für Pflegebedürftigkeit.

In der Bundesrepublik leben etwa 600.000 Menschen, die einen Schlaganfall erlitten haben, 150.000 inzidente Fälle kommen jährlich hinzu. Etwa 25 Prozent der aus der Akutklinik entlassenen Schlaganfall-Patienten benötigen dauerhafte Hilfe und umfassende Betreuung.

Einer Meldung des Evangelischen Pressedienstes vom 07.04.2005 zufolge waren Ende 2003 knapp 2,1 Millionen Menschen pflegebedürftig. Nach Berechnungen des Statistischen Bundesamtes waren dies 37.000 oder 1,8 Prozent mehr als 2001. Mehr als zwei Drittel (1,44 Millionen oder 69 Prozent) der Pflegebedürftigen wurden zu Hause versorgt. 81 Prozent der Pflegebedürftigen im Sinne des Pflegeversicherungsgesetzes waren 65 Jahre und älter, 32 Prozent 85 Jahre und älter. 68 Prozent der Pflegebedürftigen waren Frauen. Von den zu Hause Versorgten erhielten 987.000 Pflegebedürftige ausschließlich Pflegegeld und wurden somit in der Regel allein durch Angehörige gepflegt. Weitere 450.000 Pflegebedürftige lebten ebenfalls in Privathaushalten. Bei ihnen erfolgte die Pflege jedoch zum Teil oder vollständig durch ambulante Pflegedienste. 640.000 Pflegebedürftige (31 Prozent) wurden in Heimen betreut.

2.2 Prävalenz des Landes Bremen

Die Pflegestatistik des Statistischen Bundesamtes von 2003 bestätigte, dass Bremer und Bremerhavener Senioren im Vergleich zum Bundesdurchschnitt weniger auf Pflege angewiesen waren. 13,6 Prozent der 75- bis 85jährigen mussten demzufolge Ende 2003 ambulant oder stationär gepflegt werden (BRD: 14,3 Prozent). Noch signifikanter ist dabei der Unterschied bezüglich der höheren Altersgruppen: Während im Bundesvergleich knapp 40 Prozent der 85- bis 90jährigen gepflegt werden mussten, waren es hierzulande knapp 37 Prozent. Mit 58 Prozent Pflegebedürftigkeit lag das kleinste Bundesland auch bei den über 90jährigen um 1,4 Prozent unter dem Bundesdurchschnitt.

Insgesamt gesehen waren im Bundesland Bremen 18.946 Menschen pflegebedürftig, darunter 5.726 Männer und 13.220 Frauen. Im Vergleich zur letzten Erhebung (Datenstand Ende 2001) nahm die Zahl der Pflegebedürftigen um 1,3 Prozent zu, jedoch weniger als im Bundesdurchschnitt (+ 1,8 Prozent).

Bei der Betreuung der Pflegebedürftigen überwiegt im Land Bremen die häusliche Pflege. Über 71 Prozent der Betroffenen wurden zu Hause, überwiegend von ihren Angehörigen, betreut. Mit diesem Wert lag die Hansestadt gemeinsam mit Hessen, Thüringen und Sachsen-Anhalt an der Spitze aller Bundesländer. Auch bei dem Anteil der stationären Pflege lag Bremen mit 28,6 Prozent unter dem Bundesdurchschnitt von knapp 31 Prozent.

Die Versorgung durch ambulante Pflegedienste hat in Bremen mit 28,4 Prozent einen hohen Stellenwert eingenommen. Hier liegt das Land Bremen neben Hamburg (29,1 Prozent) im Bundesvergleich auf Platz zwei (Bundesdurchschnitt 21,7 Prozent).

Dritter Teil

3. „Problemkind Pflegeversicherung?"

3.1 Pflegeversicherung als „Teil-Kasko" - Sozialhilfe trotz Pflegeversicherung?

Vielen ist die oft zitierte Betitelung der Pflegeversicherung als „Teil-Kasko"-Versicherung (beim KFZ) geläufig. Sie ist darauf begründet, dass die Pflegeversicherung eine Grundsicherung und *keine Vollversorgung* appliziert; sie kommt für die Pflegekosten auf, Unterbringung und Verpflegung, also Aufwendungen, die nicht der Pflege zuzurechnen sind, müssen aber weiterhin selbst übernommen werden.

Diese „Kostenbremse", die zudem darin besteht, dass - unabhängig vom individuellen Bedarf - den Versicherten nur noch ein Maximalbetrag zugute kommt, führt auf Seiten der Pflegebedürftigen häufig zu Missmut und Enttäuschung.

Schon beim Überfliegen der Paragrafen des PflVG wird schnell deutlich, dass die Begriffe „Pflege" und „Pflegebedürftigkeit" *eng definiert* sind.

So banal es sich anhören mag: Die Pflegeversicherung hat es versäumt, die Seele der Menschen zu berücksichtigen, die der Aufheiterung und persönlichen Sinngebung bedürfen (vgl. Bähr, 1999, S.78). Begleitung zu Veranstaltungen z.B. und Beaufsichtigung im Allgemeinen werden nicht bezuschusst.

Schicksalhafter wird es aber, wenn es garnicht erst zur Einstufung bei augenscheinlicher Pflegebedürftigkeit kommt, es sozusagen vor dem Gesetz „nicht reicht":

Ein Gros der behinderten Menschen fällt ganz aus dem Leistungsbezug heraus. Hierzu gehören Menschen, die nicht mindestens eine Stunde pro Tag Hilfe brauchen, Menschen, die Begleitung brauchen und geistig behinderte Menschen. Pflegebedürftigkeit in ihren verschiedenen Stufen ist darüber hinaus nur dann gegeben, wenn mindestens ein Bereich der Selbstversorgung betroffen ist, d.h. Körperpflege, Ernährung oder Mobilität. Hilfebedürftigkeit bei der hauswirtschaftlichen Versorgung allein begründet keine Pflegebedürftigkeit (!). In diesen Fällen sieht es der Gesetzgeber als zumutbar an, solche Hilfeleistungen aus eigenen Mitteln zu finanzieren.

Kann dies wiederum nicht bewerkstelligt werden, bleibt wiederum nur noch der Antrag auf Sozialhilfe nach SGB XII. Dies scheint recht paradox, da dieser Faux pas schon vor

Einführung der Pflegeversicherung Bestand hatte und letztendlich mit zu deren Entstehung führte (!).

Trotz der Pflegeversicherung kann im Ernstfall schnell eine Lücke von mehreren hundert, oftmals mehreren tausend Euro im Monat entstehen. In den meisten Fällen besteht also konkreter Bedarf für eine weitere finanzielle Vorsorge für den Pflegefall.

3.2 Die Härtefallregelung – nur 3 von 100?

Wenn die Voraussetzungen für die Pflegestufe III erfüllt sind, die geleistete Pflege diese Bedingungen aber noch deutlich übersteigt, kann die Härtefallregelung nach SGB XI § 36 Abs. 4 in Anspruch genommen werden.

Die Pflegekassen dürfen hierbei weitere Pflegeeinsätze von bis zu einem Gesamtwert von 1.918 € pro Monat gewähren, sollte ein besonders hoher Pflegeaufwand vorliegen (z.B. eine 24h-Betreuung eines Krebspatienten im Endstadium).

Um eine Überforderung der Finanzkraft der Pflegeversicherung zu verhindern, hat der Gesetzgeber jedoch festgelegt, dass die Härtefallregelung auf *höchstens 3 Prozent* der Pflegebedürftigen der Pflegestufe III in der ambulanten Pflege (bzw. 5 Prozent in der stationären Pflege) Anwendung finden darf.

Ein absurder Gedanke, einem besonders Schwerstpflegebedürftigen ein mehr an Leistungen zu verweigern, weil der oben genannte Prozentsatz schon erreicht ist.

3.3 Der MDK – ein parteiischer Schiedsrichter?

Der MDK, der Medizinische Dienst der Krankenkassen, nimmt bei einem angekündigten Hausbesuch die Beurteilung und Einstufung des Antragstellers vor. Er ist sozusagen der Gutachter, gern auch gibt sich der MDK den Titel eines „Beraters".

Ein augenscheinliches Problem bei einem (angekündigten) Hausbesuch ist die Frage, inwiefern die Begutachtungssituation eine Alltagssituation darstellt. Denn der Besuch des MDK ermöglicht nur einen einmaligen Einblick in die Situation des Pflegebedürftigen. Es kann geschehen, dass Pflegepersonen sich besonders bemühen, den Gutachter sozusagen blenden. Letzte Reserven werden mobilisiert, die Situation womöglich positiver dargestellt, als sie ist, sodass es bisweilen große Abweichungen zwischen den Schilderungen einer Pflegeperson oder Pflegekraft und der pflegebedürftigen Person gibt.

Leistungen werden nur gesetzt den Fall gewährt, dass eine Krankheit oder Behinderung vorliegt, und zusätzlich Einschränkungen in alltäglichen Aktivitäten bestehen, die auf Krankheitsprozesse zurückgeführt werden können und eine gewisse Dauer und Intensität erreichen.

Dennoch ist *Demenz* kein Einstufungskriterium. Besonders in diesem Bereich wird die Einstufung des MDK dem tatsächlichen Pflegeaufwand nicht gerecht.

> Der definierte und vom MDK focussierte körperlich-funktionale Begriff von Pflege bildet die mentale und psychosoziale Situation von Pflegebedürftigen nicht in gleichem Maße ab. Es liegt auf der Hand, dass demente bzw. mental eingeschränkte Patienten (deutlich) mehr Pflegezeit in Anspruch nehmen; dies findet im *somatischen Pflegebegriff* jedoch keine ausreichende Berücksichtigung.

Bemerkenswert sind auch etwaige *regionale Unterschiede* in den Begutachtungsergebnissen, also in der Anerkennungsquote sowie im Pflegestufen-spektrum. Die Frage nach der Gleichbehandlung bei der Begutachtung sei hier zu Recht erlaubt. Ein möglicher Lösungsansatz wäre sicherlich der Einbezug des Hausarztes, der die Krankheitsgeschichte bestenfalls schon über Jahre hinweg kennt.

Auch in Bezug auf das Geschlecht und die bewilligende Pflegekasse wurden Unterschiede festgestellt

3.4 Grundsatz: Rehabilitation vor Pflege

Rehabilitation und aktivierende Pflege sollen laut PflVG eine besondere Förderung geniessen. Problematisch hierbei sind jedoch die unterschiedlichen Kostenträger: Reha übernimmt die Krankenkasse, während die Pflegekassen für die Pflege aufkommen. Infolge der starken Finanzbelastung der Krankenkassen fehlt schlicht und einfach die Motivation, mehr Reha-Maßnahmen als nötig zu verordnen. Man kann drastischerweise sogar von einem „bewussten Inkaufnehmen von Pflegebedürftigkeit" sprechen (vgl. Haug 1995, S.7). Und auch bei der häuslichen Pflege wird der Rehabilitation keine bevorzugte Bedeutung zugesprochen. Eher im Gegenteil:

> Sollte sich der Zustand eines Pflegebedürftigen verbessern, muss er, im Falle einer Umstufung in eine niedrigere Leistungsstufe mit Kürzungen der Leistungen rechnen. So gesehen wird das Wiedererlangen von Fähigkeiten bestraft!

3.5 Der demographische Wandel

Es ist bekannt und relativ unumstritten, dass der Bevölkerungsanteil älterer und besonders sehr alter Menschen in den nächsten Jahrzehnten stark wachsen wird.

Aus der Tatsache, dass Leistungen der Pflegeversicherung überwiegend im Alter beansprucht werden folgt, dass der Finanzbedarf der Pflegeversicherung in hohem Maße von der Altersstruktur der Bevölkerung abhängig ist. Mit dem medizinischen Fortschritt und wachsendem Lebensstandard steigt auch die Lebenserwartung an[2]. Eine Begrenzung nach oben ist derzeit nicht in Sicht. Durch die medizinischen Entwicklungen und den wachsenden Lebensstandard ist die Lebenserwartung der Menschen in der Bundesrepublik deutlich gestiegen und wird aller Voraussicht nach auch noch weiter

---

[2]Siehe Anhang - Grafik: Entwicklung der Lebenserwartung Neugeborener seit 1871

steigen. Dem stehen, vor allem durch gesellschaftliche Entwicklungen, sinkende Geburtenzahlen gegenüber.

Einer Berechnung des Statistischen Bundesamtes zufolge wird die Zahl der Pflegebedürftigen von momentan etwa 2,15 Mio. auf 2,83 Mio. im Jahr 2020 steigen (siehe Grafik 1). Entsprechend werden sich auch die Ausgaben der Pflegeversicherung erhöhen.

Grafik 1: Zahl pflegebedürftiger Menschen bis zum Jahr 2020

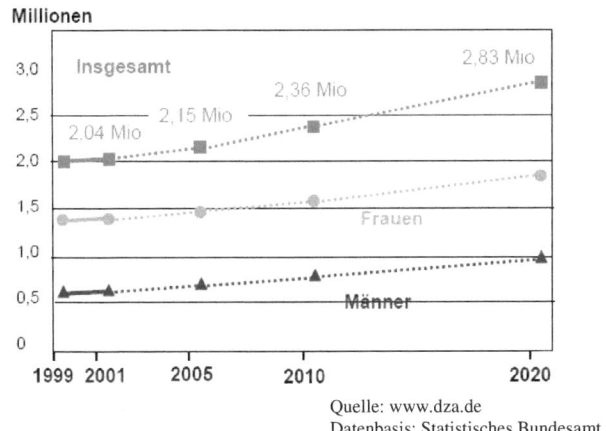

Quelle: www.dza.de
Datenbasis: Statistisches Bundesamt (2003)

Um die gleichen Leistungen garantieren zu können, scheinen Beitragssatzsteigerungen unumgänglich. Das Problem hierbei ist aber nicht nur der Beitragssatzanstieg aus demographischen Gründen, sondern die ebenfalls ansteigenden Beiträge für Kranken- und Rentenversicherung.

Diese Entwicklung führte dazu, dass der Deutsche Bundestag am 01. Oktober 2004 für kinderlose Versicherte, die mindestens 23 Jahre alt sind (und nicht vor dem 1. Januar 1940 geboren wurden) einen zusätzliche Beitrag von 0,25% zur Pflegeversicherung festlegte. Durch diese Neuregelung erwartete die Bundesregierung im Jahr 2005 Mehreinnahmen von etwa 700 Mio. Euro.

4. Fazit

Blüms „Jahrhundertwerk" kann nach gut 10 Jahren in vieler Hinsicht als Erfolg gelten. Die Pflegeversicherung hat die häusliche Pflege enorm ausgebaut und viele neue Arbeitsplätze (eine Zahl von 200.000 wird in diesem Zusammenhang genannt) geschaffen. Familien mit Pflegebedürftigen können auf eine Unterstützung durch Geld und Sachleistungen sowie Hilfsmittel zurückgreifen und vielen Pflegebedürftigen bleibt die Inanspruchnahme von Sozialhilfe erspart.

Doch wie im Verlauf der Ausarbeitung angeführt gibt es auch Probleme, die u.a. vom eng definierten Pflegebegriff, also inhaltlichen Aspekten herrühren. Desweiteren hat sich eine heikle Finanzlage entwickelt (mit einem Ausgabenüberschuss seit 1999), die mittlerweile schon eine Beitragserhöhung in die Wege leitete.

Trotz vieler Kritik ist die Pflegeversicherung sicherlich ein Schritt in die richtige Richtung, aber dennoch gibt es einiges „anzupacken". So scheint die momentane Debatte um eine Reform der Pflegeversicherung im kommenden Kalenderjahr 2007 gerade rechtzeitig, wenn nicht längst überfällig. Kanzlerin Merkel zufolge stünden „Beitragserhöhungen aber nicht auf der Tagesordnung" (07/2006).

Literatur

Bähr, Matthias; Pflegebedürftigkeit – was nun? Wenn die Eltern älter werden.
Wiesbaden 1999

Haug, Karin; Ziele und Wirkungen der Pflegeversicherung, in Beiträge zum Recht der sozialen Dienste und Einrichtungen (RsDE), Heft 28, 1995

König, Jutta; Der MDK – Mit dem Gutachter eine Sprache sprechen (4. Auflage), Hannover 2003

Internet-Links:

Bundesministerium für Gesundheit:
Broschüre G500, Pflegeversicherung:
http://www.bmg.bund.de/cln_041/nn_603392/SharedDocs/Publikationen/Pflege/g-500,templateId=raw,property=publicationFile.pdf/g-500.pdf, Stand: 02.09.2006

Gesundheitsberichterstattung des Bundes:
http://www.gbe-bund.de, Stand: 05.09.2006

Statistisches Bundesamt:
http://www.destatis.de, Stand: 09.09.2006

Link zur Grafik: Entwicklung der Lebenserwartung Neugeborener seit 1871:
http://www.geroweb.de/grafik/lebenserwartung_seit1871.gif, Stand: 05.09.2006

http://www.pflegestufe.info/, Stand 01.09.2006

Anhang

Tabelle 1: Einstufungskriterien und Leistungen der Pflegeversicherung

	Pflegestufe I Erhebliche Pflegebedürftigkeit	Pflegestufe II Schwere Pflegebedürftigkeit	Pflegestufe III Schwerste Pflegebedürftigkeit
Täglicher Unterstützungsbedarf:	Mind. 90 Minuten	Mind. 3 Stunden	Min. 5 Stunden
Im Bereich der Körper-, Ernährungs- und Mobilitätspflege:	Mind. einmal täglich Hilfe bei 2 Verrichtungen, Mindestdauer 45 Minuten	Mind. dreimal pro Tag, zu versch. Tageszeiten für mind. 2 Stunden	Tag und Nacht, Mindestdauer 4 Stunden
Haushaltspflege:	Mind. zweimal pro Woche	Mind. zweimal pro Woche	Mind. zweimal pro Woche
Häusliche Pflege: *Sachleistungen in € monatlich*	384	921	1.432 (in Härtefällen 1.918)
Pflegevertretung: - durch nahe Angehörige	205	410	665
- durch sonst. Pers. *Aufwendungen bis zu 4 Wochen im Kalenderjahr in €*	1.432	1.432	1.432
Kurzzeitpflege: *Aufwendungen bis € jährlich*	1.423	1.432	1.432
Teilstationäre Tages- und Nachtpflege: *Aufwendungen bis € monatlich*	384	921	1.432
Ergänzende Leistungen für Pflegebedürftige mit erheblichem allg. Betreuungsbedarf: *Leistungsbetrag bis € jährlich*	460	460	460
Vollstationäre Pflege: *Aufwendungen bis € monatlich*	1.023	1.279	1.432 (in Härtefällen 1.688)
Pflege in vollstationären Einricht. d. Behindertenhilfe: *Aufwendungen in Höhe von*	10% des Heimentgeltes, höchstens 256€ monatlich		

Seitenmarkierung links: **Kriterien** / **Leistungen**

Tabelle 2: Pflegebedürftige, BRD 2003 (Anzahl und Dichte)

Alter	Pflegebedürftige absolut	Pflegequote	Anteil der Altersgruppen in %
Alle Altersgruppen	2.076.935	2,6	100,0
Unter 75 Jahre	697.724	1,0	33,6
75 bis unter 85 Jahre	714.212	14,7	34,4
85 bis unter 90 Jahre	309.601	41,5	14,9
90 Jahre und älter	355.398	62,6	17,1

Quelle: www.gbe-bund.de

Tabelle 3: Zahlen der Begutachtung durch den MDK (1996)

Erledigte Aufträge	ca. 325.000 von 500.000
Stufe 0	24,3 %
Stufe I	19,9 %
Stufe II	31,2 %
Stufe III	24,6 %

Quelle: Medizinischer Dienst Stuttgart

Tabelle 4: Unterschiede zwischen gesetzlicher und privater Pflegeversicherung

Versicherungs-Abschluss	automatisch bei der gesetzlichen Krankenversicherung	auf Antrag (**Pflicht!**) bei einer Krankenkasse
monatlicher Beitrag	1,7 Prozent des Bruttoeinkommens	je nach Versicherungs-unternehmen unterschiedlich (jedoch nicht mehr als 1,7% des Bruttoeinkommens

Leistungsabrechnung	Sachleistungsprinzip (direkte Abrechnung zwischen Leistungs- erbringern und Pflegekasse oder Pflegebedürftigem)	Kostenerstattungsprinzip (Erstattung der vom Pflegebedürftigen vorgestreckten Kosten - maximal im Umfang der Leistungen der sozialen Pflegeversicherung)

Quelle: Schmacke, 2005

Grafik 2: Entwicklung der Lebenserwartung Neugeborener seit 1871

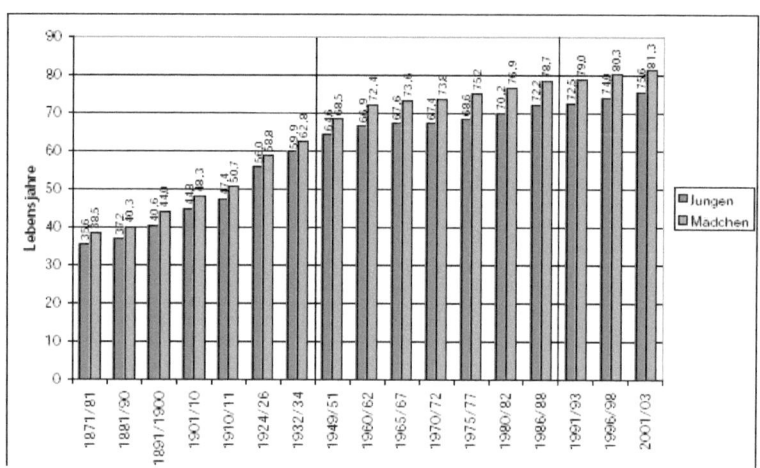

Die Werte sind für folgende Gebietsstände aufgeführt: 1871/1881 - 1932/34 Deutsches Reich; 1949/51 - 1986/88 früheres Bundesgebiet; ab 1991/93 - Deutschland.

Quelle: Statistisches Bundesamt